FORMULAIRE

MAGISTRAL

DES HÔPITAUX

DE NANTES.

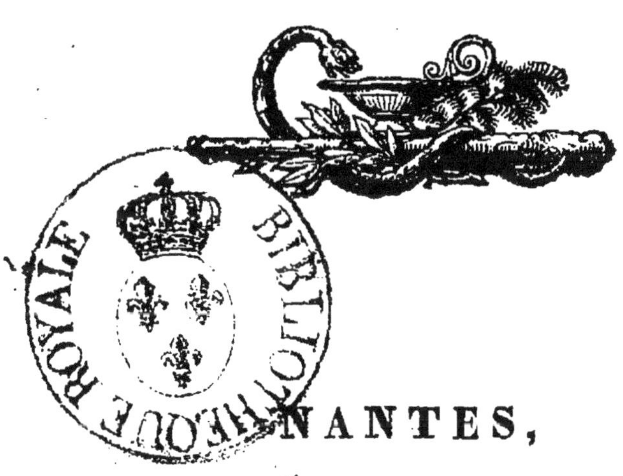

NANTES,

IMPRIMERIE DE FOREST, QUAI DE LA FOSSE, N° 2.

1828.

FORMULAIRE.

TISANNES.

Numéros.

1. *Tisanne Commune.*

R. RACINES de Chiendent mondées et lavées,	*un gros et demi.*
Orge lavé à l'eau bouillante,	*deux onces.*
Faites bouillir dans douze livres d'eau à réduire à	*dix livres.*
Faites-y infuser Réglisse ratissée,	*une once.*
Retirez du feu et passez.	

2. *Tisanne Nitrée.*

R. Tisanne commune,	*deux livres.*
Nitrate de Potasse,	*demi-gros.*

3. *Tisanne d'Athœa.*

R. Racines de Guimauve nétoyées,	*quatre onces.*
Faites bouillir dans eau commune,	*douze livres.*
Ajoutez-y Réglisse,	*une once.*

4. *Tisanne de Patience.*

R. Racines de Patience nétoyées,	*quatre onces.*
Faites bouillir dans Eau,	*douze livres*
A réduire du tiers.	
Ajoutez-y Réglisse,	*une once.*

5. *Tisanne de Patience avec l'Arcanum.*

R. Tisanne de Patience,	*deux livres.*
Sulfate de Potasse,	*deux gros.*

6. *Tisanne d'Arnica.*

R. Fleurs d'Arnica,	*demi-once.*
Faites infuser dans eau bouillante,	*quatre livres.*

7. *Infusion de Polygala.*

R. Racines de Polygala,	*demi-once.*
Tisanne pectorale miellée, bouillante,	*deux livres.*

8. *Tisanne pectorale.*

R. Espèces pectorales,	*une poignée.*
Réglisse,	*deux onces.*
Faites infuser dans eau commune,	*douze livres.*
Passez.	

9. *Tisanne Pectorale miellée.*

R. Miel, *deux onces.*
Faites bouillir dans eau commune, *douze livres.*
Despumez et versez bouillant sur espèces pectorales, *une poignée.*
passez.

10. *Infusion Vulnéraire.*

R. Espèces vulnéraires, *une pincée.*
Eau bouillante, *deux livres.*
Laissez infuser.

11. *Infusion Vulnéraire et Pectorale.*

R. Infusion vulnéraire, } a a *une livre.*
Tisanne pectorale miellée, }

12. *Emulsion.*

R. Amandes douces pelées, *demi-once.*
Amandes amères, *idem*, *un gros.*
Eau commune, *deux livres.*
Sirop simple, *une once.*

13. *Emulsion Nitrée.*

A la précédente ajoutez sel de Nitre, *demi-gros.*

14. *Emulsion Anodine.*

Dans une pinte d'Emulsion
ajoutez sirop Diacode, *deux gros.*

15. *Emulsion Arabique.*

Dans une pinte d'Émulsion
ajoutez Gomme arabique
en poudre *demi-gros.*

16. *Emulsion Camphrée.*

Dans une pinte d'Emulsion
ajoutez, Camphre dissous
dans un jaune d'œuf, *six grains.*

17. *Eau de Pruneaux.*

R. Pruneaux laxatifs, *deux onces.*
Faites bouillir dans eau, *trois livres.*

18. *Eau de graine de Lin.*

R. Graine de Lin enfermée dans
un nouet, *demi-once.*
Faites bouillir dans eau, *douze livres.*
Ajoutez-y Réglisse, *une once.*

19. *Eau de Gomme.*

R. Gomme arabique, *quatre onces.*
Eau, *douze livres*
Sucre, *quatre onces.*

20. *Eau de Riz.*

R. Riz mondé et lavé, *deux onces.*
Corne de Cerf râpée, *une once.*
Faites bouillir doucement, dans un vaisseau fermé, dans eau, *seize livres.*

21. *Décoction blanche de Sydenham.*

R. Corne de Cerf calcinée, *demi-once.*
Mie de pain blanc, *deux onces.*
Faites bouillir dans eau commune, *six livres.*
Edulcorez avec Sucre, *quantité suffisante.*
Ajoutez-y eau de Cannelle orgée, *demi-once.*

22. *Tisanne de Roses.*

R. Roses rouges séchées et privées de calice, *deux onces.*
Faites infuser dans eau bouillante, *six livres.*
Ajoutez à la colature :
Acide Sulfurique, *demi-gros.*
Sirop d'écorce de Grenade, *trois onces.*

23. *Tisanne Astringente.*

R. Racines de Bistorte,
— de grande Consoude, } aa — *deux onces.*
— de Tormentille,
Ecorce de Grenade, } aa — *une once.*
Faites bouillir dans eau, *douze livres.*
Ajoutez-y Réglisse, *une once.*

24. *Tisanne de Ratanhia.*

R. Racines de Ratanhia, *deux onces.*
Faites bouillir dans eau commune, *douze livres.*
Ajoutez-y Vinaigre, *demi-once.*
Sirop de Miel, *trois onces.*

25. *Tisanne Diurétique.*

R. Racines de Fraisier,
— de Pissenlit,
— de Chiendent, } aa — *deux onces.*
Faites bouillir dans eau commune, *douze livres.*
Réduisez du quart, et ajoutez-y Réglisse, *une once.*

26. *Tisanne Diurétique Nitrée.*

R. Tisanne diurétique, *deux livres.*
Nitrate de Potasse, *demi-gros.*

27. *Tisanne Anti-Scorbutique.*

R. Racines de Patience,
— d'Oseille,
— de Bardanne, } — aa *deux onces.*
Faites bouillir dans eau commune, *douze livres.*
Versez bouillant sur racines fraîches de Raifort sauvage
Réglisse battue, } — aa *une once.*

28. *Tisanne Apéritive.*

R. Espèces apéritives, *deux onces.*
Faites bouillir dans eau commune, *douze livres.*
Ajoutez-y Réglisse, *une once.*
Nitrate de Potasse, *quatre gros.*

29. *Tisanne Apéritive majeure.*

R. Espèces apéritives, *quatre onces.*
Safran de Mars apéritif,
Tartre crud, } — aa *deux onces.*
Enfermez les Sels dans un nouet, et faites bouillir dans eau commune, *douze livres.*
Ajoutez y Réglisse, *une once.*
Nitrate de Potasse, *quatre gros.*

30. *Tisanne de Fumeterre.*

R. Fumeterre, *quatre poignées.*
Faites infuser dans eau bouillante, *douze livres.*
Passez et ajoutez Sirop de Miel, *quatre onces.*

31. *Tisanne de Douce-Amère.*

R. Tiges de Douce-Amère,	*deux onces.*
Eau commune,	*quatre livres.*
Réglisse,	*demi-once.*

32. *Tisanne Sudorifique.*

R. Espèces sudorifiques,	*quatre onces.*
Faites bouillir dans eau comm.	*douze livres.*
Ajoutez-y Sassafras,	*demi-once.*
Semences d'anis, — de Coriandre, } aa	*deux pincées*
Réglisse,	*une once.*

33. *Tisanne sudorifique laxative.*

R. Rhubarbe concassée,	*un gros.*
Faites bouillir dans Tisanne sudorifique,	*deux livres.*
Versez bouillant sur Séné,	*deux gros.*
Passez et édulcorez avec sirop de Miel,	*deux onces.*

34. *Tisanne Vermifuge.*

R. Mercure crud, (*)	*demi-livre.*
Faites bouillir dans eau comm.	*douze livres.*
Décantez et versez sur racine de Fougère mâle,	*deux onces.*
— de petite Centaurée,	*une pincée.*

(*) Il faut se servir d'un vase de verre ou de terre non vernissés.

35. *Tisanne de Feltz.*

R. Salsepareille,	*une once.*
Gayac,	*une once et demie.*
Racines de Squine,	*une once.*
Antimoine pulvérisé, dans un nouet,	*une once.*
Colle forte de Flandre,	*une once et demie.*
Faites bouillir dans eau comm.,	*douze livres.*
Réduisez du tiers, passez à l'étamine, laissez refroidir la liqueur, décantez et faites-y dissoudre Sublimé corrosif,	*trois grains.*

36. *Tisanne Emménagogue.*

R. Feuilles d'Armoise,		
— de Matricaire,		
— de Mélisse,	— aa	*deux poignées.*
— de Marrube,		
— de Souci,		
Rhue,		
Sabine,	— aa	*une poignée.*
Absynthe,		
Faites bouillir dans eau,		*dix-huit livres.*
Réduisez du tiers et ajoutez-y Réglisse,		*trois onces.*

37. *Infusion de Valériane.*

R. Racine de Valériane,	*une once.*
Eau bouillante,	*deux livres.*

38. *Tisanne Royale.*

℞. Tamarins,		*deux onces.*
Séné,	} ― aa	*quatre gros.*
Sulfate de Soude,		
Anis,	} ― aa	*une pincée.*
Coriandre,		
Cerfeuil,		
Pimprenelle,		
Versez sur le tout eau bouillante,		*une pinte.*

Laissez infuser, en agitant de tems en tems; passez.

39. *Hydrogale.*

℞. Lait de vache,	}	*parties égales.*
Tisanne commune,		

40. *Hydromel simple.*

℞. Miel,	*six onces.*
Délayez dans eau commune,	*douze livres.*

41. *Hydromel composé.*

℞. Racines d'Aunée,		*deux onces.*
Faites bouillir dans Hydromel simple,		*quatre livres,*

Ajoutez sur la fin de l'ébullition :

Lierre terrestre,	} ― aa	*deux poignées*
Hysope,		

42. *Limonade.*

R. Suc de Limons,	*demi-once.*
Eau froide,	*deux livres.*
Sucre,	*une once.*

43. *Limonade acétique (Oxicrat).*

R. Eau commune,	*deux livres.*
Vinaigre,	*quantité suffisante.*
Sucre,	*une once.*

44. *Limonade Tartareuse.*

R. Acide tartarique,	*deux gros.*
Eau froide,	*deux livres.*
Sirop de Miel,	*une once.*

45. *Limonade Sulfurique.*

R. Tisanne commune,	*deux livres.*
Sirop simple,	*deux onces.*
Acide sulfurique affaibli,	*un gros et demi.*

APOZÈMES.

46. *Apozème béchique.*

R Orge mondé, *une once.*
(*) Jujubes,
Figues grasses, aa — *demi-once.*
Raisins secs,
Capillaire, *une poigné.*
Fleurs de Tussilage,
— de Coquelicot, aa — *trois pincées.*
Faites bouillir dans eau commune, *douze livres.*
à réduire à *neuf livres.*
Passez et édulcorez avec Sirop simple, *deux onces.*
Trois verres par jour.

47. *Apozème anti-pleurétique.*

R. Feuilles fraîches de Bourrache,
— de Buglose,
— de Chicorée sauvage, aa — *une poignée.*
Versez dessus eau bouillante, *dix livres.*
Faites bouillir légèrement, et ajoutez:
Feuilles séchées de Lierre terrestre, *demi-poignée.*
Réglisse, *une once.*
Faites infuser et passez.
Un verre chaud toutes les 2 heures dans la journée.

(*) Versez la décoction bouillante de l'orge et des fruits sur les fleurs.

48. *Apozème vulnéraire béchique.*

R. Vulnéraires suisses, *une poignée.*
Versez dessus Apozème béchique bouillante, *une pinte.*

49. *Apozème amer.*

R. Racine de Gentiane, *une once.*
— de Chicorée sauvage, *trois onces.*
Faites bouillir dans eau commune, *huit livres.*
A réduire à, *six livres.*
Ajoutez-y :
Sommités de petite Centaurée } — *une demi-*
Feuilles de Lierre terrestre, } aa *poignée.*
Laissez infuser, et passez.
Trois verres par jour.

50. *Apozème apéritif.*

Dans trois verres du précédent, faites fondres Acétate de Potasse, *trois gros.*

51. *Apozème amer scillitique.*

Dans trois verres d'Apozème amer, ajoutez Oximel scillitique, *trois gros.*

52. *Apozème fébrifuge.*

R. Quinquina concassé, *une once.*
Gentiane, *un gros.*
Tartrate de Potasse, *un scrupule.*
Faites bouillir dans eau com. *trois livres.*
A réduire à, *deux livres.*
Laissez reposer, et passez.
Trois verres par jour.

53. *Apozème fébrifuge purgatif.*

R. Quinquina concassé,	*une once.*
Tartrate de Potasse,	*deux scrupules.*
Faites bouillir dans eau commune,	*une livre et demie*
A réduire à,	*une livre.*
Ajoutez-y : Séné, Sulfate de Soude,	aa *deux gros.*
Laissez infuser, et édulcorez avec Sirop de fleurs de pêcher,	*une once.*

54. *Apozème antiscorbutique.*

R. Racines de bardane, — d'Oseille,	aa *deux onces.*
Faites bouillir dans eau commune,	*six livres.*
A réduire à,	*quatre livres.*
Ajoutez-y : Racines fraîches de Raifort sauvage,	*deux onces.*
Feuilles de Cochléaria, — d'Oseille,	aa *une poignée.*
Laissez infuser dans un vaisseau fermé, et faites dissoudre dans la colature : Sel ammoniac,	*un gros.*
Sirop de Limons,	*deux onces.*

Quatre onces trois fois par jour.

LOOCHS, JULEPS ET POTIONS

ALTÉRANTES.

55. *Looch simple.*

R. Tisanne pectorale, *deux onces.*
Huile d'Amandes douces, *demi-once.*
Sirop d'Althæa,
— de Coquelicot, } aa *une once.*
Par cuillerées.

Nota. En remplaçant le Sirop de Coquelicot par *une once* de Sirop Diacode, vous avez la Potion huileuse calmante.

56. *Looch vulnéraire.*

R. Infusion vulnéraire, *deux onces.*
Huile d'Amandes douces,
Sirop d'Althæa, } aa *une once.*
Beaume de Tolu, *demi-gros.*

57. *Looch blanc.*

R. Emulsion, *trois onces.*
Gomme adragant, en poudre, *douze grains.*
Sirop d'Althæa, *une once.*
Eau de fleurs d'Oranger, *deux gros.*

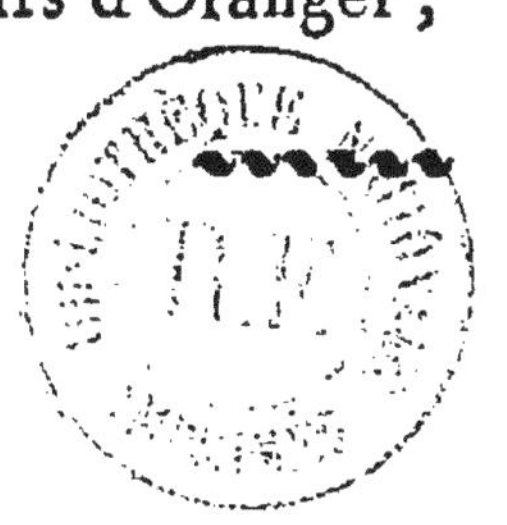

58. *Julep anodin.*

R. Tisanne pectorale,	*trois onces.*
Sirop Diacode,	*une once.*
En une dose, le soir.	

59. *Julep tempérant.*

R. Tisanne pectorale,	*trois onces.*
Poudre tempérante,	*demi-scrupule.*
Sirop de Limons,	*une once.*
En une dose, le soir.	

60. *Julep diurétique.*

R. Tisanne diurétique,	*trois onces.*
Sirop de Limons,	*une once.*
Alcool nitrique,	*quinze gouttes.*
En deux doses.	

61. *Julep anthelmintique.*

R. Huile d'Amandes douces,	*deux onces.*
Eau de Cannelle orgée,	*deux gros.*
Sirop de Limons,	*une once.*
En une dose.	

62. *Potion gommeuse.*

℞. Tisanne pectorale,	*trois onces.*
Gomme arabique, en poudre,	*quinze grains.*
Sirop d'Althæa,	*une once.*

Par cuillerées.

63. *Potion de Rivière.*

℞. Carbonate de Potasse,	*un scrupule.*
Eau gommeuse,	*une once.*
Suc de Citron,	*une cuillerée.*

En une dose, au moment de l'effervescence.

64. *Potion antiémétique.*

℞. Eau de Menthe,	*deux onces.*
Eau de Cannelle orgée,	*un gros.*
Suc de Citrons,	*une cuillerée.*
Sirop de Limons,	*une once.*
Laudanum liquide,	*vingt gouttes.*

65. *Potion antiseptique.*

℞. Décoction de Quinquina, Infusion de Serpentaire de Virginie, } aa	*deux onces.*
Sirop de Limons,	*une once.*
Eau de Rabel,	*douze gouttes.*

Une cuillerée toutes les heures.

66. *Potion antiseptique camphrée.*

A la précédente ajoutez Camphre, *dix grains.*

67. *Potion antiseptique camphrée et ammoniacée.*

R. A la précédente ajoutez Acétate d'ammoniac, *demi-gros.*

68. *Potion antidyssentérique.*

R. Eau de Plantin,
Eau de Mélisse, } aa *deux onces.*
Eau de Cannelle orgée, *demi-once.*
Diascordium,
Confection Hyacinthe, } aa *un gros.*
Ipecacuanha en poudre, *douze grains.*
Laudanum liquide, *quarante gouttes.*
Une cuillerée par heure.

69. *Décoction de Cachou.*

R. Cachou, *un scrupule.*
Eau bouillante, *deux onces.*
Sirop d'Œillet, *demi-once.*

70. *Potion fébrifuge.*

R. Sulfate acide de Quinine, *dix grains.*
Potion gommeuse, *deux onces.*

71. *Potion cordiale majeure.*

R. Tisanne pectorale,	*quatre onces.*
Eau de Cannelle simple,	*demi-once.*
Confection Hyacinthe,	aa *un gros.*
— Alkermès,	
Lilium de Paracelse,	*vingt gouttes.*
Eau Thériacale,	*un gros.*

Par cuillerée.

72. *Potion cordiale.*

R. Thériaque,	*un gros.*
Vin rouge,	*deux onces.*

73. *Potion de Choppart.*

R. Eau distilée de Menthe,	aa *une once.*
Alcool,	
Baume de Copahu,	
Sirop de Capillaire,	
Eau de fleurs d'oranger,	*un gros.*
Alcool Nitrique,	*demi-gros.*

En trois doses.

74. *Potion Tonique.*

R. Vin rouge,	*quatre onces.*
Alcool de Cannelle	*deux gros.*
Sirop simple,	*une once.*

POTIONS EVACUANTES.

---

75. *Vomitif.*

℞. Tartre stibié, *deux grains.*
Eau tiède, *trois verres.*
Un verre tous les quarts d'heure.

76. *Ipecacuanha.*

La dose prescrite dans un verre d'eau tiède.

77. *Décoction d'Ipecacuanha* ter.

℞. Ipecacuanha concassé, *un gros.*
Faites bouillir dans eau commune, *six onces.*
Passez. — Le lendemain on fait bouillir le marc dans la même quantité d'eau, et l'on répète une troisième fois l'opération pour le surlendemain.

78. *Eau minérale.*

℞. Tartre stibié, *deux grains.*
Sulfate de Soude, *demi-once.*
Nitrate de Potasse, *dix grains.*
Dans quatre verres d'eau tiède.

79. *Eau bénite pour les peintres.*

℞. Tartre stibié, *six grains.*
Eau tiède, *huit onces.*
En deux doses.

80. *Eau de Casse simple.*

℞. Casse en bâton, *une livre.*
Faites bouillir dans eau commune, *huit livres.*
Ajoutez à la colature Sel d'Epsom, *deux onces.*
Trois verres.

81. *Eau de Casse avec la Manne.*

℞. Eau de Casse simple, *six onces.*
Faites-y dissoudre Manne, *deux onces.*
En une dose.

82. *Eau de Casse émétisée, ou avec les grains.*

℞. Eau de Casse simple, *deux livres.*
Sel d'Epsom, *une once.*
Tartre stibié, *trois grains.*
Pour boisson.

83. *Eau-de-Vie Allemande.*

R. Jalap en poudre,
Iris de Florence, } aa *deux onces.*
Scammonée, *une once.*
Racines de Turbith, *trois gros.*
Eau-de-Vie, *trois livres.*
Mettez en digestion pendant vingt-quatre heures dans un matras, au bain de sable, filtrez et gardez.
Edulcorez chaque *once prescrite* avec *une once* de Sirop simple.

84. *Infusion de Séné.*

R. Séné,
Tamarins, } aa *six onces.*
Tartrate de Potasse, *deux gros.*
Sulfate de Soude, *six onces.*
Versez dessus eau bouillante, *douze livres.*
Passez et conservez.

85. *Purgatif commun, ou Minoratif.*

R. Infusion de Séné, *quatre onces.*
Manne, *une once.*
Sel d'Epsom, *trois gros.*
Passez.
En une dose.

86. *Purgatif majeur, ou Drastique.*

R. Infusion de Séné,	*six onces.*
Jalap en poudre,	*vingt grains.*
Sirop de Nerprun,	*une once.*
En une dose.	
Pour le purgatif des peintres, ajoutez:	
Electuaire Diaphénic,	*une once.*

87. *Potion huileuse purgative.*

R. Manne,	*deux onces.*
Eau commune,	*quatre onces.*
Huile d'Amandes douces,	*deux onces.*
En une dose.	

88. *Décoction de Tamarins.*

R. Pulpe de Tamarins,	*deux onces.*
Faites bouillir dans eau commune,	*deux livres.*
Ajoutez à la colature Sel d'Epsom,	*demi-once.*

Un verre toutes les trois heures, suivant la prescription.

89. *Huile de Ricin.*

R. Huile douce de Palma-Christi,	aa *une once.*
Eau de fleurs d'Oranger,	
Sirop de fleurs de Pêcher,	
En une dose.	

90. *Purgatif anthelmintique.*

R. Infusion de Séné,	*quatre onces.*
Versez bouillant sur	
Confection Hamech,	*deux gros.*
Rhubarbe,	*demi-gros.*
Passez, et ajoutez:	
Sirop de fleurs de Pêcher,	*une once.*
En une dose.	

91. *Emulsion purgative.*

R. Résine de Jalap,	*huit grains.*
délayez avec le jaune d'Œuf,	
et mêlez avec Emulsion,	*six onces.*
Sirop de fleurs de Pêcher,	*une once.*

92. *Potion purgative antidyssentérique.*

R. Décoction de Plantin,	*six onces.*
Manne,	*une once et demie.*
Catholicum,	*une once.*
Ipecacuanha en poudre,	*quatre grains.*
En une dose.	

93. *Purgatif hydragogue.*

R. Infusion de Séné,	*six onces.*
Diagrède,	} aa *huit grains.*
Gomme gutte,	} aa *huit grains.*
Jalap pulvérisé,	*quinze grains.*
Sirop de Nerprun,	*une once.*
En une dose.	

94. *Purgatif contre la Manie.*

R. Infusion de Séné, *six onces.*
Manne, *deux onces.*
Sulfate de Soude, *deux gros.*
Passez et ajoutez:
Extrait d'Ellébore noir, *quinze grains.*

GARGARISMES.

95. *Gargarisme émollient.*

R. Tisanne pectorale, *trois onces.*
Miel, *une once.*

96. *Gargarisme acidulé.*

Au précédent, ajoutez:
Acide sulfurique affaibli, *quinze gouttes.*

97. *Gargarisme anodin.*

R. Décoction de têtes de Pavots, *trois onces.*
Laudanum liquide, *quinze gouttes.*
Miel, *une once.*

98. *Gargarisme détersif.*

R. Décoction de feuilles d'Aigremoine,	*six onces.*
Cristal minéral,	*un gros.*
Miel rosat,	*deux onces.*

99. *Gargarisme antiscorbutique.*

R. Décoction de feuilles d'Aigremoine,	*quatre onces.*
Suc de Limons,	*deux onces.*
Alcool de Cochléaria,	*un gros.*

100. *Gargarisme antisyphillitique.*

R. Tisanne commune,	*six onces.*
Sublimé corrosif,	*deux grains.*
Miel rosat,	*une once.*

101. *Gargarisme avec le Borax.*

R. Borax,	*une once.*
Versez dessus eau bouillante,	*une livre.*
Ajoutez-y:	
Miel,	} aa *deux onces.*
Teinture de Myrrhe,	

OPIATS.

102. *Opiat fébrifuge.*

R. Quinquina en poudre,	*une once.*
Tartre stibié,	*douze grains.*
Carbonate de Potasse,	*un scrupule.*
Sirop d'Absinthe,	*quantité suffisante,*

103. *Opiat fébrifuge de Tissot.*

R. poudre de Centaurée,	aa *une once.*
— de Myrrhe,	
— d'Absinthe,	
Conserve de Genièvre,	
Sirop d'Absinthe,	*quantité suffisante.*

104. *Opiat fébrifuge purgatif.*

R. Quinquina en poudre;	*une once.*
Sel d'Epsom,	*trois gros.*
Antimoine diaphorétique lavé	*un gros.*
Rhubarbe en poudre,	*trente grains.*
Jalap en poudre,	*vingt grains.*
Aloës,	*huit grains.*
Sirop de Chicorée,	*quantité suffisante.*

Quatre gros par jour.

105. *Opiat avec les bourgeons de Sapin.*

R. Bourgeons de Sapin en poudre *une once.*
Miel, *quantité suffisante.*

106. *Opiat antiblennorrhagique.*

R. Baume de Copahu,
Sucre, } aa *trois onces.*
Gomme arabique en poudre, *une once.*
Laque carminée, *deux scrupules.*
Eau de Menthe, *quantité suffisante.*

107. *Opiat astringent.*

R. Conserves de Roses rouges, *une once.*
Corail préparé,
Yeux d'Ecrevisse,
Bol d'arménie, } aa *un gros.*
Sang-Dragon, *demi-gros.*
Cachou en poudre, *un scrupule.*
Sirop de Coins, *quantité suffisante.*

108. *Opiat emmenagogue.*

R. Gomme ammoniaque, *demi-once.*
Séné mondé, *six gros.*
Muriate de Mercure doux,
Racine d'Arum,
Aloës succotrin, } aa *deux gros.*
Poudre Cornachine ou de *Tribus*,
— de Rhubarbe, } aa *trois gros.*
Limaille de Fer porphirisée, *demi-once.*
Sirop de Chicorée composé, *quantité suffis.*

BOLS ET PILULES.

---

109. *Pilules de Savon.*

R. Savon blanc, *deux gros.*
Farine de graine de Lin, *demi-gros.*
Dix-huit pilules.

---

110. *Pilules de Savon composées.*

R. Savon blanc, *deux gros.*
Jalap en poudre, *un scrupule.*
Aloës, *douze grains.*
Sirop de Nerprun, *quantité suffisante.*
Dix-huit pilules.

---

111. *Pilules scillitiques.*

R. Scille dessechée, *un gros.*
Gomme ammoniaque, *un gros.*
Savon, *trois gros.*
Oximel scillitique, *quantité suffisante.*
Faites des pilules de *six grains.*

---

112. *Bol Camphré et Nitré.*

R. Nitrate de Potasse, *un scrupule.*
Camphre pulvérisé par l'alcool *douze grains.*
Conserve de Roses, *quantité suffisante.*
quatre bols.

113. *Bol apéritif et fondant.*

℞. Extrait de Gomme ammoniaque, } aa *deux gros.*
Oxide jaune de Fer,
Sulfate de Potasse, *deux gros.*
Mercure doux, *un gros.*
Sirop d'Althæa, *quantité suffisante.*
Faites des pilules de *huit grains.*

114. *Bol pour l'asthme.*

℞ Fleurs de Soufre, *trois gros.*
— de Benjoin, *demi-gros.*
Extrait de Gomme ammoniaque, *quatre gros.*
Conserve d'Aunée, *quantité suffisante.*
Faites des bols de *dix grains.*

115. *Bol astringent.*

℞. Bol d'Arménie, } aa *demi-gros.*
Mastic,
Alun,
Conserves de Roses, *quantité suffisante.*
Douze bols.

116. *Bol antidyssentérique.*

℞. Ipecacuanha en poudre, *douze grains.*
Laudanum, *vingt gouttes.*
Diascordium, *un gros.*
Six bols.

117. *Pilules d'Helvetius.*

R. Alun, *deux onces.*
(*) Sang-Dragon en poudre fine, *une once.*

Faites liquefier l'Alun à un feu doux ; mêlez-y le Sang-Dragon, et faites promptement des pilules de *six grains.*

118. *Pilules de Thérébentine.*

R. Thérébentine liquide, *une once.*
Eau bouillante, *une livre.*

On continue l'ébullition jusqu'à ce qu'en jettant une portion de cette résine dans l'eau froide, elle ait la consistance d'une pâte. On la pétrit dans l'eau froide, et on la sépare en pilules de *six grains*, que l'on conserve dans l'eau.

119. *Pilules emmenagogues.*

R. Extrait d'Aunée,
— de Sabine,
— d'Aloës,
Limaille de fer porphirisée, } aa *quarante-huit grains.*
Huile volatile de Sabine, *douze gouttes.*
Sirop d'Absinthe, *quantité suffisante.*

Douze pilules.

(*) On peut aussi les préparer avec un musilage très-épais de Gomme adragant.

120. *Thériaque et Opium.*

R. Thériaque, *un gros.*
Opium, *un grain.*
En une dose, le soir.

121. *Pilules fébrifuges.*

R. Sulfate de Quinine, *un gros.*
Mucilage de Gomme arabique, *quantité suffisante.*
Soixante-douze bols.

122. *Pilules chalibées.*

R. Limaille de Fer porphirisée, *une once.*
Cannelle, *six gros.*
Aloës, *un gros.*
Sirop d'Absinthe, *quantité suffisante.*
Des pilules de *quatre grains.*

123. *Pilules toniques de Bacher.*

R. Extrait d'Ellébore noir, } aa *une once.*
Myrrhe en poudre, }
Chardon bénit en poudre, *trois gros.*
Faites des pilules de *demi-grain.*

124. *Bol de Soufre.*

R. Fleurs de Soufre lavées, *une once.*
Miel, *quantité suffisante.*
Des bols de six grains.

125. *Bol anthelmintique.*

R. Mercure doux, } aa *un gros.*
Rhubarbe en poudre, }
Sirop de fleurs de Pêcher, *quantité suffisante.*
Dix-huit bols.

126. *Bol purgatif.*

R. Pulpe de Casse, *un gros et demi.*
Rhubarbe en poudre, *trente grains.*
Crême de Tartre, *vingt-quatre grains.*
Jalap en poudre, *six grains.*
Sirop de fleurs de Pêcher, *quantité suffisante.*
Faites *quatre bols. En une dose.*

127. *Bol hydragogue.*

R. Aloës succotrin, *un gros.*
Gomme gutte, *dix grains.*
Murcure doux, *trente grains.*
Huile essentielle de Genièvre, *quinze gouttes.*
Sirop de Nerprun, *quantité suffisante.*
Cinq bols en une dose.

128. *Pilules de Plenk.*

R. Mercure distillé, *un gros.*
Eteignez dans
Mucilage de Gomme arabique, *six gros.*
Ajoutez y Extrait de Ciguë, *un gros.*
Des pilules de deux grains.

129. *Pilules Mercurielles.*

R. Pommade Mercurielle, *trois onces.*
Savon médicinal, *deux onces.*
Poudre de Réglisse, *une once.*
Faites des pilules de *six grains.*

VINS MÉDICINAUX.

130. *Vin de Quinquina.*

R. Quinquina en poudre, *deux onces.*
Vin rouge, *trois livres.*
Faites macérer pendant une semaine, dans un vase bien bouché, en agitant de tems en tems; ajoutez-y alors:
Alcool de Quinquina, *trois onces.*
Laissez infuser vingt-quatre heures; passez. *Dose: deux onces.*

131. *Vin amer.*

R. Espèces amères, *une once.*
Semences de Coriandre, *un gros.*
Vin blanc, *quatre livres.*
Laissez infuser pendant deux jours; filtrez et conservez.

132. *Vin antiscorbutique.*

R. Racines récentes de Raifort sauvage, *douze onces.*
— de Bardane, *cinq onces.*
Feuilles récentes:
— de Cochléaria,
— de Cresson de fontaine,
— de Beccabunga,
— de Fumeterre,
Semences de Moutarde, } — aa *six onces.*
Sel ammoniaque, *trois onces.*
Vin blanc, *vingt-quatre livres.*

Il faut contondre les herbes dans un mortier de marbre; mêlez ensuite le tout dans un matras de verre bien bouché, et laissez digérer pendant douze heures sur les cendres chaudes. Passez avec expression, et ajoutez-y :

Alcool de Cochléaria, *huit onces.*

Conservez, pour l'usage, dans des bouteilles bien bouchées.

133. *Vin scillitique.*

R. Scille séchée et coupée, *deux onces.*

Mettez dans un matras, et versez dessus, Vin blanc, *deux livres.*

Alcool,
Sucre rafiné, } — aa *deux onces.*

Laissez infuser à froid pendant trois jours.

134. *Vin diurétique.*

R. Carbonate de Potasse,	*deux scrupules.*
Vin blanc,	*une livre.*

135. *Vin amer et diurétique.*

R. Quinquina,		
Ecorce de Winter,	— aa	*une once.*
— de Citron,		
Racine d'Asclépias,		
— d'Angélique,	— aa	*deux gros.*
Scille sèche,		
Feuilles sèches d'Absinthe,	— aa	*une poignée.*
— de Mélisse,		
Baies de Genièvre,	— aa	*deux gros.*
Macis,		
Vin blanc,		*quatre livres.*
Teinture alcoolique de Quinquina,		*quatre onces.*

Laissez infuser au bain de sable ou au soleil, pendant vingt-quatre heures, passez avec expression; filtrez au papier, et conservez dans des bouteilles bien bouchées.

136. *Vin d'Absinthe.*

R. Feuilles sèches d'Absinthe,	*une once.*
Vin blanc,	*quatre livres.*
Teinture alcoolique d'Absinthe,	*quatre onces.*

Faites macérer pendant vingt-quatre heures; passez avec expression, et filtrez.

137. *Vin d'Aunée.*

R. Racine d'Aunée sèche et contuse, *une once.*
Vin blanc, *deux livres.*
Teinture alcoolique, d'Aunée, *deux onces.*
Conservez sur le marc.

138. *Vin chalibé.*

R. Limaille de Fer, *une once.*
Vin blanc, *deux livres.*
Faites digérer pendant cinq ou six jours, en agitant de tems en tems; laissez reposer vingt-quatre heures; filtrez le vin surnageant; conservez.

139. *Vin sacré.*

R. Coloquinte, *trois gros.*
Gérofle, N° *quatre.*
Cannelle, *un scrupule.*
Ecorce de Citron, *un gros.*
Vin blanc, *une livre.*
Faites infuser pendant vingt-quatre heures. *Dose, une once.*

140. *Vin émétique.*

R. Safran des métaux, *quatre onces.*
Vin blanc, *deux livres,*
Conservez sur le marc, pour le *Vin émétique troublé;* on agite la bouteille.

141. *Vin aromatique.*

R. Espèces aromatiques. *deux onces.*
Vin rouge, *quatre livres.*
Faites infuser pendant vingt-quatre heures; passez avec expression et conservez.

LAVEMENS.

142. *Lavement émollient.*

R. Décoction émolliente, *une livre.*

143. *Lavement purgatif.*

R. Décoction émolliente, } aa *demi-livre.*
Infusion de Séné, }
Miel, *deux onces.*

144. *Lavement adoucissant.*

R. Décoction de graine de Lin, *une livre.*
Huile, *deux onces.*

145. *Lavement anodin.*

R. Décoction de têtes de Pavots, *une livre.*
Laudanum liquide, *demi-gros.*

146. *Lavement fébrifuge.*

R. Quinquina en poudre grossière, *une once.*
Faites bouillir dans eau commune, *demi-livre.*
Passez et ajoutez :
Tartrate de potasse, *demi-gros.*

147. *Lavement purgatif des peintres.*

R. Infusion de Séné, *une livre.*
Délayez-y Electuaire Diaphœnix, *une once.*
Vin Emétique trouble, *quatre onces.*

148. *Lavement anodin des peintres.*

R. Vin rouge, *douze onces.*
Huile de Noix, *quatre onces.*

149. *Lavement astringent.*

R. Décoction de Roses rouges, *une livre.*
Diascordium, *deux gros.*

150. *Lavement anthelmintique.*

R. Racines de Fougère mâle,
Absinthe,
Tanaisie, } aa *demi-once.*
Faites bouillir dans eau commune, *une livre.*
Passez et ajoutez :
Electuaire Hiéra-piera, *un scrupule.*

151. *Lavement antiseptique.*

R. Décoction de Quinquina, *une livre.*
Jettez bouillante sur,
Fleurs de Camomille, *demi-poignée.*
Passez et ajoutez :
Eau-de-Vie camphrée, *une once.*

COLLYRES, INJECTIONS, LINIMENS, etc.

152. *Collyre rafraîchissant.*

R. Décoction de Guimauve, } aa *deux onces.*
Eau de Roses, }

153. *Collyre détersif.*

R. Eau de Roses, *quatre onces*
Sulfate de Zinc, *quatre grains.*

154. *Collyre résolutif.*

R. Eau-de-Vie camphrée, *un gros.*
Eau de Fenouil, } aa *une once.*
Vin émétique, }
Sucre de Saturne, *quatre grains.*

155. *Collyre végéto-minéral.*

R. Eau végéto-minérale, *quatre onces.*

---

156. *Collyre sec.*

R. Sucre candi en poudre, } aa *un gros.*
Tuthie,
Porphirisez,

---

157. *Injection sédative.*

R. Extrait d'Opium, *douze grains.*
Eau chaude, *deux onces.*
Acétate de Plomb liquide, *douze gouttes.*

---

158. *Injection astringente.*

R. Décoction astringente, *quatre onces.*
Miel rosat, *une once.*
Sulfate de Zinc, *quatre grains.*

---

159. *Injection anodine.*

R. Décoction de graine de Lin, *trois onces.*
Laudanum liquide, *un scrupule.*

---

160. *Baume tranquille.*

R. Huile d'Olives, *une once.*
Laudanum liquide, *un gros.*

161. *Liniment volatil.*

R. Huile d'Olives,	*une once.*
Alkali volatil,	*un gros.*

162. *Liniment camphré.*

R. Huile d'Olives,	*une once.*
Camphre,	*un gros.*

163. *Liniment résolutif.*

R. Huile de Millepertuis,	*deux onces.*
Eau vulnéraire spiritueuse,	*une once*
Camphre,	*un gros.*

164. *Eau de Chaux.*

R. Chaux vive,	*une livre.*
Versez dessus, peu à peu, eau commune (*),	*huit livres.*

(*) Il est nécessaire de rejetter les premières eaux qui enlèvent à la Chaux la Potasse et les impuretés avec lesquelles elle est constamment mêlée. La Chaux ainsi lavée et délayée dans la quantité d'eau prescrite, est introduite, le mélange étant trouble, dans un flacon qu'il doit remplir complètement. Pour l'extérieur, on se borne à décanter; mais pour l'intérieur, il faut la filtrer, pour éviter qu'elle ne tienne en suspension des parties de Chaux caustiques. On remplace l'eau de Chaux prise dans le flacon par une égale quantité d'eau de rivière; on agite fortement le vase.

165. *Eau Phagédénique.*

R. Sublimé corrosif, *trente grains.*
Eau de Chaux, *deux livres.*

166. *Solution de Potasse.*

R. Carbonate de Potasse, *deux onces.*
Eau commune, *quatre livres.*

167. *Liqueur de Vanswieten.*

R. Sublimé corrosif, *seize grains.*
Eau distillée, *deux livres.*
La dose prescrite dans *quatre onces* de tisanne de graine de Lin.

168. *Eau de Barèges.*

R. Sulfate de Potasse, *quatre onces.*
Eau, *huit gros.*
Acide muriatique, *un gros.*
Mêlez et versez dans le bain.

169. *Lotion anti-herpétique.*

R. Sublimé corrosif, } aa *six grains.*
Vert-de gris, }
Eau distillée, *deux livres.*

170. *Collyre de Lanfranc.*

R. Vin blanc,	*quatre onces.*
Eau distillée de Roses,	— aa *six gros.*
— de plantin,	
Sulfure jaune d'arsenic,	*demi-gros.*
Oxide vert de cuivre,	*dix-huit grains.*
Myrrhe,	— aa *douze grains.*
Aloës,	

171. *Acide sulfurique affaibli.*

R. Acide sulfurique à 66°,	*une once.*
Eau distillée,	*deux onces.*

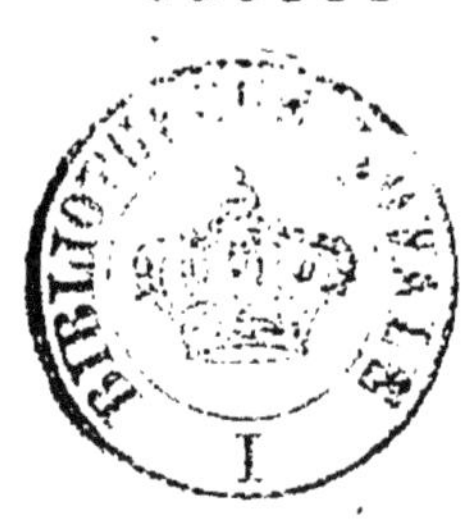

www.ingramcontent.com/pod-product-compliance
Ingram Content Group UK Ltd.
Pitfield, Milton Keynes, MK11 3LW, UK
UKHW022146190726
13855UKWH00003B/1358